Operationstechniken Orthopädie Unfallchirurgie

In der Reihe **Operationstechniken Orthopädie Unfallchirurgie** werden alle relevanten Operationen dieses Fachbereichs dargestellt. Jeweils eine Operation wird in einem Band von einem Spezialisten für gerade diese Operation vorgestellt.
Dabei wird jede Operation in zwei Formen dargestellt:
- als Buch und E-Book, in dem kurze präzise Texte die Operationen step-by-step beschreiben und brillante Fotos und Grafiken den OP-Ablauf visualisieren und
- mit einem OP-Video, das den Operationsverlauf demonstriert. Um das Video anschauen zu können: einfach die SN More Media App kostenfrei herunterladen, das Standbild im letzten Kapitel des Buches scannen und das Video streamen.

Weitere Bände in der Reihe: http://www.springer.com/series/15031

Markus Tingart
Jörg Eschweiler
Björn Rath

Revisions-endoprothetik Knie

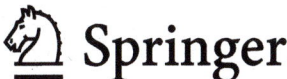

Prof. Dr. Markus Tingart
Universitätsklinikum Aachen
Klinik für Orthopädie
Aachen, Deutschland

Dr. Jörg Eschweiler
Universitätsklinikum Aachen
Klinik für Orthopädie
Aachen, Deutschland

Prof. Dr. Björn Rath
Universitätsklinikum Aachen
Klinik für Orthopädie
Aachen, Deutschland

Die Online-Version des Buches enthält digitales Zusatzmaterial, das berechtigten Nutzern durch Anklicken der mit einem „Playbutton" versehenen Abbildungen zur Verfügung steht. Alternativ kann dieses Zusatzmaterial von Lesern des gedruckten Buches mittels der kostenlosen Springer Nature „More Media" App angesehen werden. Die App ist in den relevanten App-Stores erhältlich und ermöglicht es, das entsprechend gekennzeichnete Zusatzmaterial mit einem mobilen Endgerät zu öffnen.

ISSN 2570-0340   ISSN 2570-0359   (electronic)
Operationstechniken Orthopädie Unfallchirurgie
ISBN 978-3-662-59207-6   ISBN 978-3-662-59208-3   (eBook)
https://doi.org/10.1007/978-3-662-59208-3

Die Deutsche Nationalbibliothek verzeichnet diese Publikation in der Deutschen Nationalbibliografie; detaillierte bibliografische Daten sind im Internet über http://dnb.d-nb.de abrufbar.

Springer
© Springer-Verlag Berlin Heidelberg 2019
Das Werk einschließlich aller seiner Teile ist urheberrechtlich geschützt. Jede Verwertung, die nicht ausdrücklich vom Urheberrechtsgesetz zugelassen ist, bedarf der vorherigen Zustimmung des Verlags. Das gilt insbesondere für Vervielfältigungen, Bearbeitungen, Übersetzungen, Mikroverfilmungen und die Einspeicherung und Verarbeitung in elektronischen Systemen.
Die Wiedergabe von allgemein beschreibenden Bezeichnungen, Marken, Unternehmensnamen etc. in diesem Werk bedeutet nicht, dass diese frei durch jedermann benutzt werden dürfen. Die Berechtigung zur Benutzung unterliegt, auch ohne gesonderten Hinweis hierzu, den Regeln des Markenrechts. Die Rechte des jeweiligen Zeicheninhabers sind zu beachten.
Der Verlag, die Autoren und die Herausgeber gehen davon aus, dass die Angaben und Informationen in diesem Werk zum Zeitpunkt der Veröffentlichung vollständig und korrekt sind. Weder der Verlag, noch die Autoren oder die Herausgeber übernehmen, ausdrücklich oder implizit, Gewähr für den Inhalt des Werkes, etwaige Fehler oder Äußerungen. Der Verlag bleibt im Hinblick auf geografische Zuordnungen und Gebietsbezeichnungen in veröffentlichten Karten und Institutionsadressen neutral.

Springer ist ein Imprint der eingetragenen Gesellschaft Springer-Verlag GmbH, DE und ist ein Teil von Springer Nature.
Die Anschrift der Gesellschaft ist: Heidelberger Platz 3, 14197 Berlin, Germany

Vorwort der Autoren

Die endoprothetische Versorgung des Kniegelenks ist ein etabliertes Verfahren, welches sich über die letzten Jahrzehnte kontinuierlich weiterentwickelt hat. Sie stellt eines der erfolgreichsten orthopädischen Operationsverfahren dar und weist mit einer Patientenzufriedenheit von über 80 Prozent.

Aktuell werden in Deutschland circa 200.000 primäre Knieprothesen pro Jahr implantiert. Aufgrund der steigenden Implantationszahlen und der demografischen Entwicklung nehmen aber auch die Revisionseingriffe nach primärer Hüft-KEP seit Jahren überproportional zu. Gegenwärtig erfolgen circa 30.000 Revisionseingriffe pro Jahr nach Knie-TEP.

Die Revision einer Knieendoprothese ist ein anspruchsvoller Eingriff, der hinsichtlich der präoperativen Planung und der operativen Durchführung spezielle Herausforderungen an jeden Operateur stellt.

Der vorliegende Band „Revisionsendoprothetik des Kniegelenks" gibt einen Überblick über die Hauptversagensgründe von Knieprothesen und bietet in prägnanten Texten und Grafiken einen praxisorientierten Leitfaden zur Indikationsstellung und operativen Durchführung von Revisionseingriffen am Kniegelenk. Dem Leser werden zahlreiche praktische Tipps und Tricks vermittelt, die für einen erfolgreichen Operationsverlauf essenziell sind. Ein 10-minütiges Video illustriert und erläutert alle entscheidenden Schritte eines exemplarischen Revisionseingriffs und bereitet den Operateur detailliert auf die Besonderheiten vor.

Wir wünschen allen Kolleginnen und Kollegen Freude beim Lesen des Bandes „Revisionsendoprothetik des Kniegelenks", eine perfekte OP-Planung und -Durchführung und postoperativ einen zufriedenen Patienten.

Prof. Dr. Markus Tingart
Aachen, Deutschland

Dr. Jörg Eschweiler
Aachen, Deutschland

Prof. Dr. Björn Rath
Aachen, Deutschland

Vorwort des Verlages

Zusammen mit Herrn Professor Lüring entwickelten wir 2014 die Idee, einzelne Operationen so zu publizieren, dass der Leser in den OP-Saal hineinversetzt wird. In vielen Treffen und Gesprächen mit Herrn Professor Lüring haben wir gemeinsam das Konzept zur Reihe „Operationstechniken Orthopädie Unfallchirurgie" ausgearbeitet, mit der ein Springer-Operationspool entstehen soll. Dabei wird jede Operation in 2 Formen dargestellt:

- als Buch und E-Book, in dem kurze präzise Texte die Operationen step-by-step beschreiben und brillante Fotos und Grafiken den OP-Ablauf visualisieren und
- mit einem OP-Video, das den Operationsverlauf demonstriert. Um das Video anschauen zu können: einfach die SN MoreMedia App kostenfrei herunterladen, das Standbild im letzten Kapitel des Buches scannen und das Video streamen.

Ganz herzlich möchten wir uns an dieser Stelle bei Herrn Professor Lüring für die stets so angenehme und kollegiale Zusammenarbeit bedanken. Immer wieder hat er mit großer Geduld Zeit für den Gedankenaustausch mit uns aufgebracht, Ideen eingebracht, Ideen von uns überprüft und versucht, diese soweit wie möglich umzusetzen.

Unseren Lesern wünschen wir, dass die Lektüre ihnen nützliche Hinweise und Anregungen für ihren operativen Alltag geben kann.

Springer
Frühjahr 2019

Inhaltsverzeichnis

1	**Revisionsendoprothetik des Kniegelenkes**	1
1.1	Gründe für ein Implantatversagen und Indikation zum Revisionseingriff	2
1.2	**Präoperative Diagnostik und Planung**	2
1.2.1	Präoperative Bildgebung	2
1.2.2	Laborchemie und Gelenkpunktion	4
1.2.3	Implantatwahl	4
1.3	**Lagerung des Patienten**	4
1.4	**Zugang**	4
1.5	**Implantatentfernung**	8
1.6	**Tibiapräparation, Femurpräparation und Komponentenausrichtung**	8
1.6.1	Ausgleich von Knochendefekten	8
1.6.2	Gelenklinien und Offsetrekonstruktion	10
1.6.3	Tibiapräparation und Komponentenausrichtung	10
1.6.4	Femurpräparation und Komponentenausrichtung	12
1.6.5	Stabilisierung der Probekomponenten in Flexion	12
1.6.6	Stabilisierung in Extension	12
1.6.7	Koppelungsgrad der Prothese	14
1.7	**Intramedulläre Verankerungen der Revisionsprothese: Zementierte vs. zementfreie Schäfte**	14
1.7.1	Zementieren der Originalprothese	14
1.8	**Wundverschluss**	15
1.9	**Nachbehandlung**	15
1.10	**Video**	15
	Literatur	16

SPRINGER NATURE springernature.com

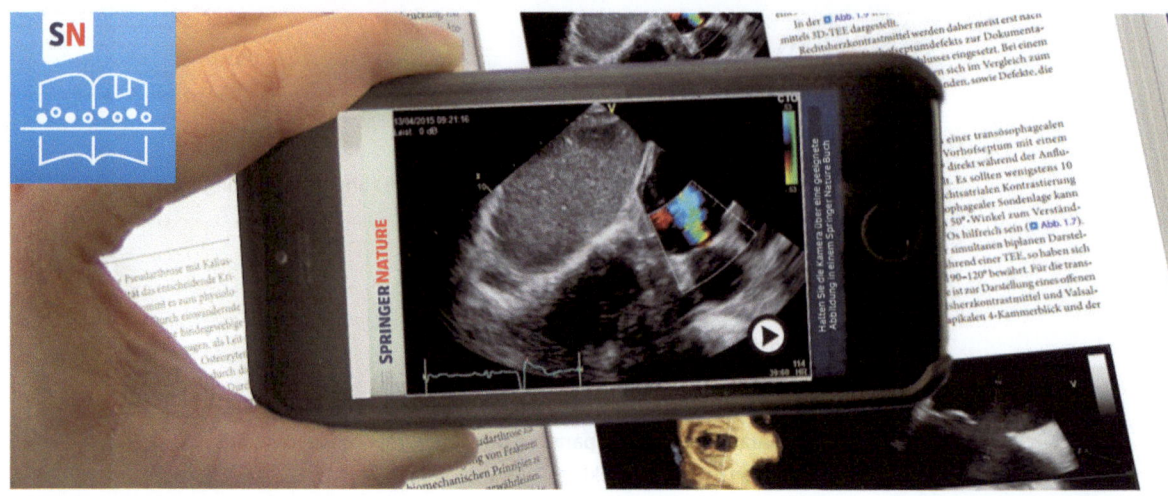

Springer Nature More Media App

Videos und mehr mit einem „Klick" kostenlos aufs Smartphone und Tablet

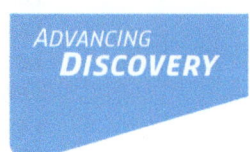

Kostenlos downloaden

- Dieses Buch enthält zusätzliches Onlinematerial, auf welches Sie mit der Springer Nature More Media App zugreifen können.*

- Achten Sie dafür im Buch auf Abbildungen, die mit dem Play Button ▶ markiert sind.

- Springer Nature More Media App aus einem der App Stores (Apple oder Google) laden und öffnen.

- Mit dem Smartphone die Abbildungen mit dem Play Button ▶ scannen und los gehts.

*Bei den über die App angebotenen Zusatzmaterialien handelt es sich um digitales Anschauungsmaterial und sonstige Informationen, die die Inhalte dieses Buches ergänzen. Zum Zeitpunkt der Veröffentlichung des Buches waren sämtliche Zusatzmaterialien über die App abrufbar. Da die Zusatzmaterialien jedoch nicht ausschließlich über verlagseigene Server bereitgestellt werden, sondern zum Teil auch Verweise auf von Dritten bereitgestellte Inhalte aufgenommen wurden, kann nicht ausgeschlossen werden, dass einzelne Zusatzmaterialien zu einem späteren Zeitpunkt nicht mehr oder nicht mehr in der ursprünglichen Form abrufbar sind.

Revisionsendoprothetik des Kniegelenkes

1.1　Gründe für ein Implantatversagen und Indikation zum Revisionseingriff – 2

1.2　Präoperative Diagnostik und Planung – 2
1.2.1　Präoperative Bildgebung – 2
1.2.2　Laborchemie und Gelenkpunktion – 4
1.2.3　Implantatwahl – 4

1.3　Lagerung des Patienten – 4

1.4　Zugang – 4

1.5　Implantatentfernung – 8

1.6　Tibiapräparation, Femurpräparation und Komponentenausrichtung – 8
1.6.1　Ausgleich von Knochendefekten – 8
1.6.2　Gelenklinien und Offsetrekonstruktion – 10
1.6.3　Tibiapräparation und Komponentenausrichtung – 10
1.6.4　Femurpräparation und Komponentenausrichtung – 12
1.6.5　Stabilisierung der Probekomponenten in Flexion – 12
1.6.6　Stabilisierung in Extension – 12
1.6.7　Koppelungsgrad der Prothese – 14

1.7　Intramedulläre Verankerungen der Revisionsprothese: Zementierte vs. zementfreie Schäfte – 14
1.7.1　Zementieren der Originalprothese – 14

1.8　Wundverschluss – 15

1.9　Nachbehandlung – 15

1.10　Video – 15

　　　Literatur – 16

Elektronisches Zusatzmaterial Die Online-Version dieses Kapitels (https://doi.org/10.1007/978-3-662-59208-3_1) enthält Zusatzmaterial, das für autorisierte Nutzer zugänglich ist.

© Springer-Verlag Berlin Heidelberg 2019
M. Tingart et al., *Revisionsendoprothetik Knie*, Operationstechniken Orthopädie Unfallchirurgie, https://doi.org/10.1007/978-3-662-59208-3_1

1.1 Gründe für ein Implantatversagen und Indikation zum Revisionseingriff

Die aseptische Lockerung stellt den häufigsten Grund für einen Revisionseingriff am Kniegelenk dar. Gefolgt von periprothetischen Infektionen, Gelenkinstabilitäten und periprothetischen Frakturen.

Jede schmerzhafte Knieprothese, bei der keine unmittelbare biomechanische Ursache für die Beschwerdehaftigkeit zu verifizieren ist, muss bis zum Beweis des Gegenteils als potenzieller Infekt betrachtet werden. Bei den Instabilitäten werden, neben den einfachen medio-lateralen Instabilitäten in Extension oder Flexion, kombinierte Formen mit oder ohne Insuffizienz des hinteren Kreuzbandes unterschieden. Alle Instabilitäten führen, sofern sie nicht operativ behandelt werden, mittelfristig zu einem erhöhten Polyethylenabrieb und einer frühzeitigen aseptischen Lockerung.

1.2 Präoperative Diagnostik und Planung

Im Rahmen der Anamnese sollte der Patient über den Schmerzbeginn, den Beschwerdeverlauf und eventuelle beschwerdefreie Intervalle befragt werden. Ebenso über schmerz- und beschwerdeverstärkende Aktivitäten (z. B. Bergauf-/Bergabgehen, Treppensteigen etc.). Die klinische Untersuchung fokussiert zum einen auf infektverdächtige Symptome (Rötung, Schwellung, Überwärmung, Ergussbildung, Fistel), zum anderen sind medio-laterale ebenso wie sagittale Instabilitäten zu untersuchen sowie der Patellastand und -lauf zu evaluieren.

1.2.1 Präoperative Bildgebung

Die Standardbildgebung bei einer schmerzhaften Knieendoprothese besteht aus einer Ganzbeinbaufnahme anterior-posterior sowie einer lateralen Aufnahme des Kniegelenkes zuzüglich einer Patella-Tangentialaufnahme. Die Röntgendiagnostik gibt Aufschluss über mögliche Osteolysen, Lockerungen, Implantatbruch, Achsabweichung und höhergradige Instabilitäten. Des Weiteren über die Lage der Gelenklinie und den Patellastand (◘ Abb. 1.1). Bei Unsicherheiten hinsichtlich einer im Röntgenbild nicht eindeutig zu verifizierenden Prothesenlockerung kann eine Knochenszintigrafie weitere Hinweise geben. Schichtbildgebungen sind besonderen Fragestellungen vorbehalten. Bei Verdacht auf eine Fehlrotation von Prothesenkomponenten liefert die Computertomografie als sogenanntes Rotations-CT mit Schichtung des proximalen Femurs und des Kniegelenkes weiteren Aufschluss über einen möglichen Rotationsfehler.

1.2 · Präoperative Diagnostik und Planung

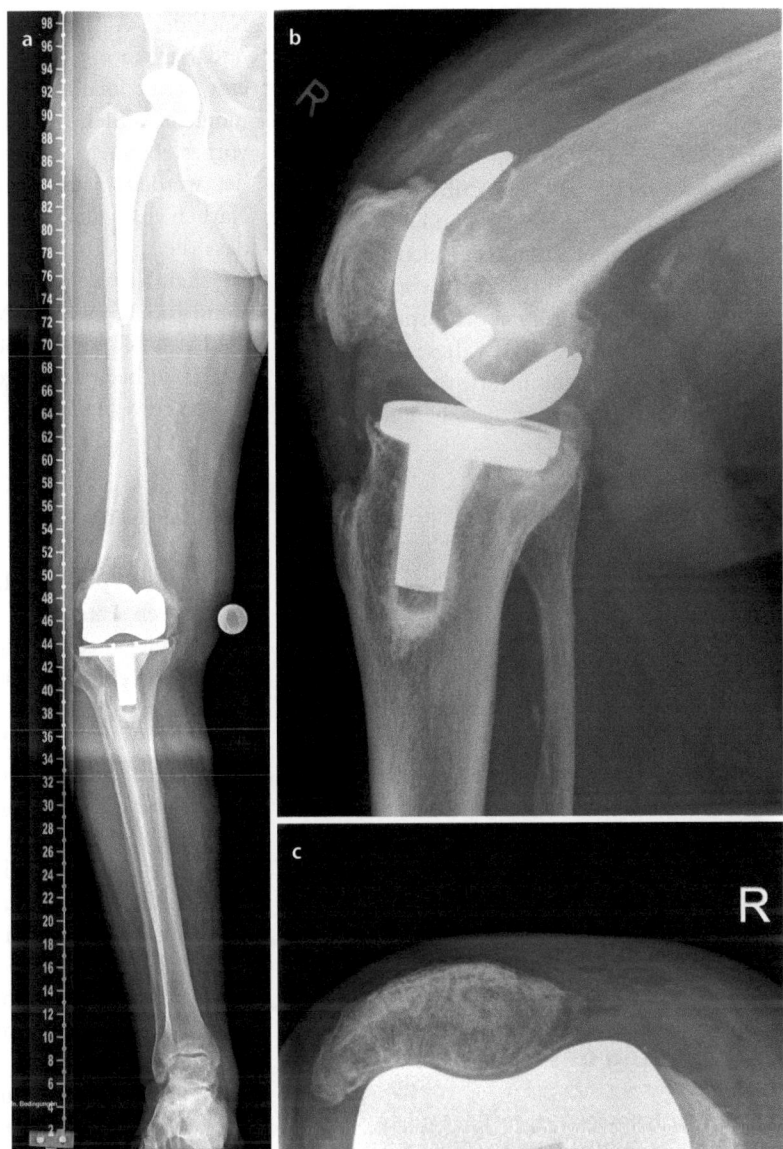

Abb. 1.1 a–c Röntgen Ganzbein, Knie lateral, Patella-Tangentialaufnahme

1.2.2 Laborchemie und Gelenkpunktion

Vor jeder Knieendoprothesenrevision sollten die Entzündungswerte im Blut überprüft werden (Leukozytenzahl, CRP). Bei frühzeitigen Lockerungen oder bei einem auffälligen klinischen Befund ist die präoperative Kniegelenkspunktion mit nachfolgender zweiwöchiger Bebrütung obligat. Fällt die Gelenkpunktion bei suspektem klinischem Befund negativ aus, ist diese entweder zu wiederholen oder aber eine arthroskopische bzw. offene Probenentnahme anzustreben.

1.2.3 Implantatwahl

Für die Revisionsendoprothetik am Kniegelenk stehen moderne Revisionsimplantate aller namhaften Hersteller zur Verfügung. Im Rahmen der operativen Planung muss der Operateur alle möglichen intraoperativen Konstellationen in Erwägung ziehen. Eventuell müssen spezielle Revisionsimplantate frühzeitig geordert werden. Die Implantate müssen Möglichkeiten bieten, Knochendefekte auszugleichen, eine sichere Verankerung der Prothese zu gewährleisten, die Gelenklinie und das Offset adäquat zu rekonstruieren und eine Rotations- sowie eine Varus- und Valgusstabilität herzustellen.

1.3 Lagerung des Patienten

Der Patient befindet sich in Rückenlage. Ist eine Operation in Blutleere geplant, wird eine Oberschenkelblutdruckmanschette angelegt. Eine seitliche Stütze sowie eine Fußrolle werden so positioniert, dass das Kniegelenk bei 90° freistehend ist (◘ Abb. 1.2). Nachfolgend wird das Kniegelenk gestreckt gelagert und frei beweglich abgedeckt.

Nach dem Abwaschen werden alte Zugangswege und Narben mit einem Stift markiert, bevor ggf. eine Schutzfolie aufgebracht wird. Wenn immer möglich, sollten bei einem Revisionseingriff die vorbestehenden Narben als Zugangsweg verwendet werden. Muss von diesen vorbestehenden Narben abgewichen werden, ist darauf zu achten, dass die neue Inzision im stumpfen Winkel auf die alten Narben trifft bzw. mindestens einen Abstand von 1,5 bis 2 cm von alten Narben hat, um die Durchblutungssituation der Haut nicht übermäßig zu beeinträchtigen und spätere Wundnekrosen zu vermeiden.

1.4 Zugang

Der Standardzugang sollte ca. 3 bis 5 cm oberhalb des oberen Patellapols beginnen und entweder gerade oder medialseitig bogenförmig zur Tuberositas tibiae ziehen. Die subkutane Mobilisation nach lateral sollte so gering wie möglich ausfallen, um die Durchblutung der Haut nicht übermäßig zu beeinträchtigen. Der Standardzugang zum Kniegelenk erfolgt parapatellar medial. Die Quadricepssehne wird im Verhältnis ein Drittel medial, zwei Drittel lateral durchtrennt. Die Patella wird medialseitig in einem Abstand von 5 mm umfahren, um für den Wundverschluss ausreichend Weichteilgewebe am medialen Patellarand zur Verfügung zu haben (◘ Abb. 1.3 und 1.4). Intraartikuläre Vernarbungen und Verwachsungen müssen reseziert und mobilisiert werden, um nachfolgend eine gute Implantatdarstellung zu erreichen. Bei kontrakten Weichteilverhältnissen muss häufig zusätzlich ein laterales Release zur Mobilisation der Patella und des Kniegelenkes angelegt werden. Besonderes Augenmerk ist auf den Ansatz des Ligamentum patellae an der Tuberositas tibiae zu legen. Unbedingt vermieden werden muss, dass der distale Ansatz des Ligamentum

1.4 · Zugang

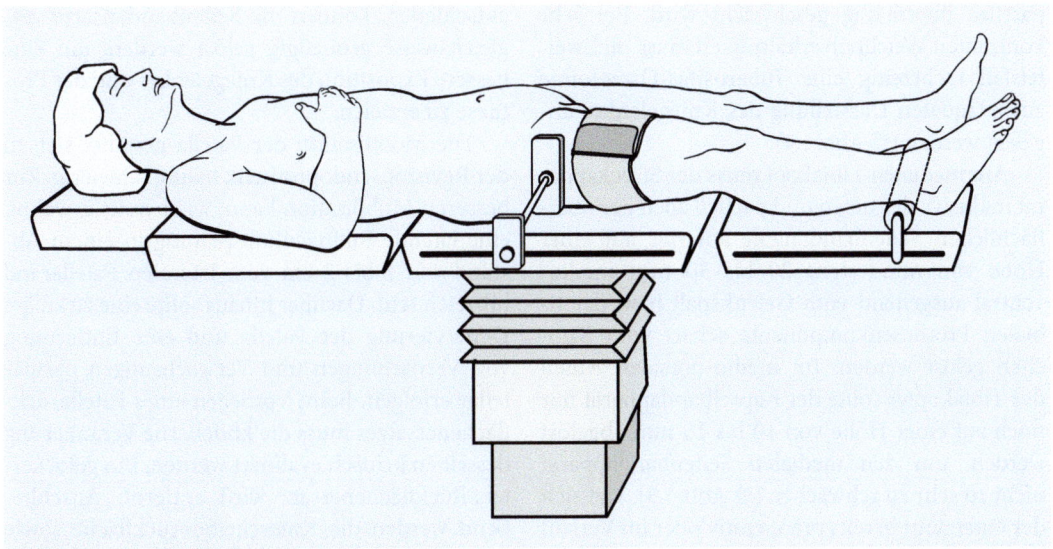

Abb. 1.2 Lagerung (aus: Lüring und Tingart 2015)

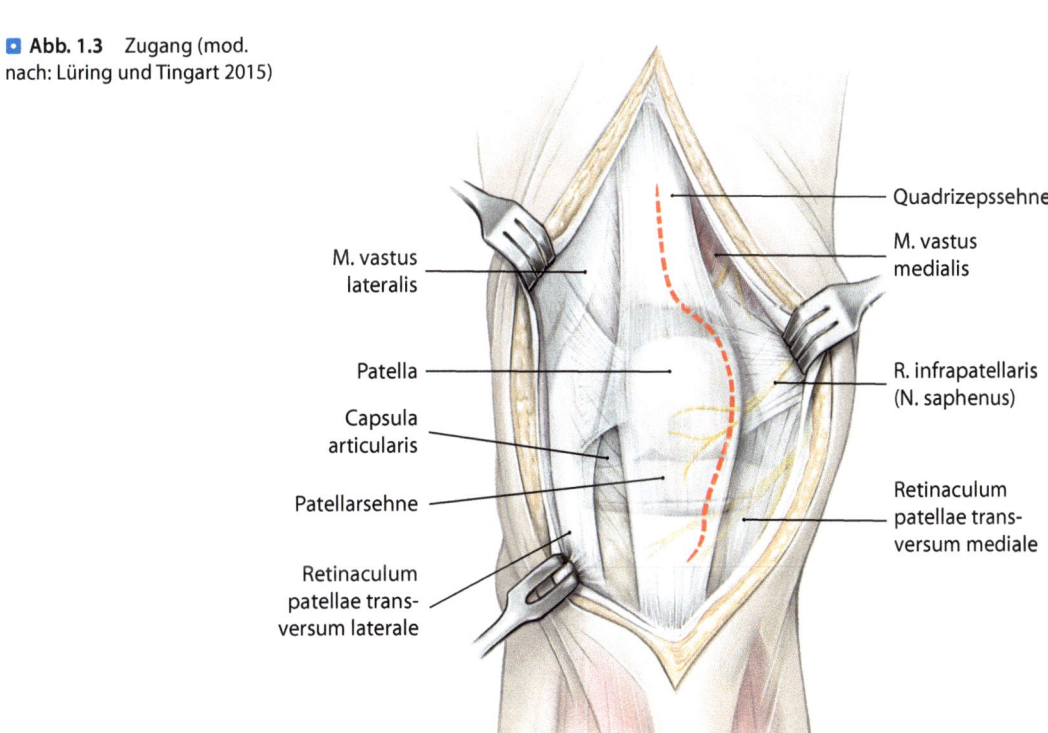

Abb. 1.3 Zugang (mod. nach: Lüring und Tingart 2015)

patellae übermäßig geschwächt wird. Bei sehr kontrakten Weichteilverhältnissen muss im Zweifelsfall rechtzeitig eine Tuberositas-Osteotomie zur adäquaten Darstellung des Kniegelenkes angelegt werden (◘ Abb. 1.4).

Am medialen Tibiakopf muss der Streckapparat inklusive der tiefen und partiell auch der oberflächlichen Seitenbandanteile anterior auf einer Höhe von mindestens 20 bis 30 mm medioventral ausgehend vom Gelenkspalt bzw. der tibialen Prothesenkomponente scharf vom Knochen gelöst werden. Im medio-dorsalen Anteil des Tibiakopfes sollte der Kapselbandapparat nur noch auf einer Höhe von 10 bis 15 mm abgelöst werden, um den medialen Seitenbandapparat nicht zu sehr zu schwächen (◘ Abb. 1.5). Hat sich der Operateur bereits präoperativ oder im Verlauf der Operation für ein achsgeführtes Implantat entschieden, können die Seitenbandansätze vergleichsweise großzügig gelöst werden, um eine bessere Exposition des Kniegelenkes und der Prothese zu erzielen.

Die Mobilisation der Patella gestaltet sich in der Revisionsendoprothetik häufig schwierig. Zur besseren Mobilisation kann, wie bereits erwähnt, eine laterale Retinaculumspaltung in einem Abstand von 1 bis 2 cm vom lateralen Patellarand hilfreich sein. Darüber hinaus sollte eine zirkuläre Denervierung der Patella und eine Entfernung von Vernarbungen und Verwachsungen peripatellar erfolgen. Beim Vorliegen eines Patellarückflächenersatzes muss die knöcherne Verankerung desselben kritisch evaluiert werden. Ein gelockerter Rückflächenersatz wird entfernt. Anschließend werden die Kniescheibenrückfläche sowie die Verankerungslöcher debridiert.

1.4 · Zugang

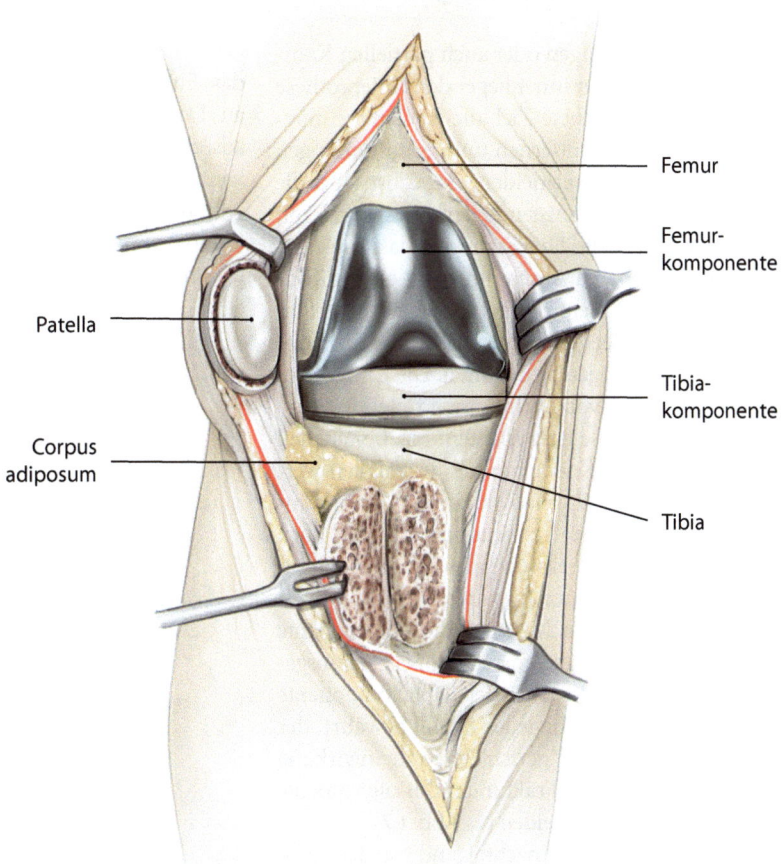

Abb. 1.4 Tuberositas-Osteotomie (mod. nach: Lüring und Tingart 2015)

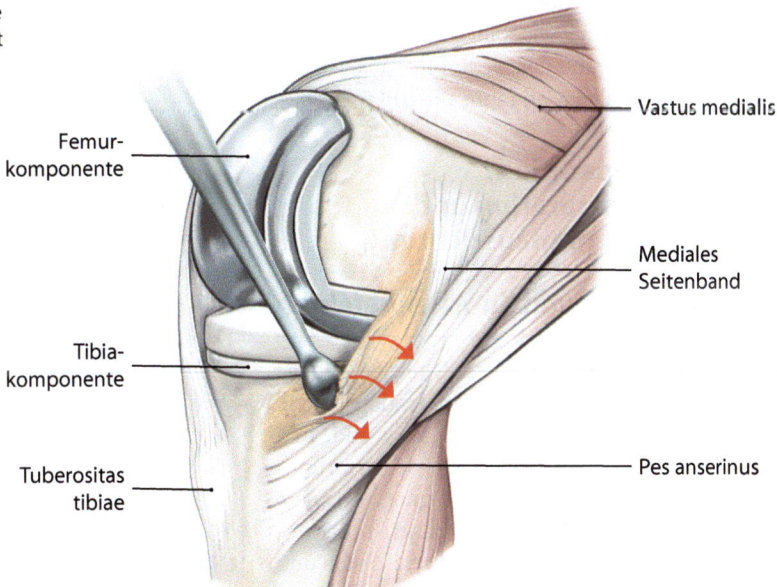

Abb. 1.5 Mediales Release (mod. nach: Lüring und Tingart 2015)

1.5 Implantatentfernung

Bei einem vollständigen oder auch partiellen Komponentenwechsel der innenliegenden Knieprothese ist es das übergeordnete Ziel, die Implantate möglichst schonend zu entfernen und jeden unnötigen Knochenverlust zu vermeiden. Zunächst wird die Implantatknochengrenze mit dem Rasp und mit dem Luer dargestellt. Hiernach wird das Implantat in allen erreichbaren Abschnitten mit einem Klingenmeißel oder einem dünnen Sägeblatt unterfahren. Der Schliff der Klinge ist in Richtung des Knochens bzw. des Zements zu richten. Die Klinge bzw. das Sägeblatt sind von leicht schräg unten in Richtungen der Prothese auszurichten. Ein Eintauchen der Klinge in den Knochen muss vermieden werden. (◘ Abb. 1.6). Alternativ kann die Femurkomponente insbesondere im anterioren Anteil auch mit einer Gigli-Säge gelöst werden. Nach Mobilisation der Prothese in der Implantat-Knochen- bzw. Implantat-Zementschicht wird die Komponente unter Ansatz eines geeigneten Stößels herausgeschlagen. Insbesondere bei der Tibiakomponente hat sich hierzu ein gebogener Stößel bewährt, der eine möglichst cranial gerichtete Krafteinwirkung gewährleistet, um eine Fraktur der dorsalen Anteile des Tibiakopfs zu vermeiden (◘ Abb. 1.7).

Zementreste werden nachfolgend von den Knochenflächen mit einem flachen Meißeln und dem Luer entfernt. Bei zementierten Schaftprothesen muss der Zement zusätzlich schrittweise mit speziellen Zementextraktionsinstrumentarien (lange Flach- und Rillenmeißel, Rangeur, Korkenzieherausschläger, starre und flexible Bohrer) aus dem femoralen und tibialen Markraum entfernt werden.

1.6 Tibiapräparation, Femurpräparation und Komponentenausrichtung

1.6.1 Ausgleich von Knochendefekten

Knöcherne Defektsituationen stellen eine häufige Herausforderung in der Revisionsendoprothetik des Kniegelenkes dar. Abhängig von Lage und Grad der Knochendefekte, stehen verschiedene chirurgische Therapieoptionen zur Verfügung. Kleinere umschriebene Knochendefekte können mit Knochenzement aufgefüllt werden. Kleinere Zysten und Osteolysen lassen sich häufig mit dem Knochen aus Resektaten z. B. der interkondylären femoralen Resektion auffüllen. Bei größeren Defekten ist häufig eine allogene Spongiosa-/Knochenplastik erforderlich. Bei noch ausgedehnteren Defekten bietet sich das Einsetzen eines allogenen Spenderhüftkopfes an. Das sogenannte impactional bone grafting, das aus der Revisionschirurgie des Hüftgelenkes bekannt ist, eignet sich besonders für tibiale Defekte.

Eine der gängigsten Klassifikationen zur Einteilung von Knochendefekten ist die Klassifikation nach Engh:

> **Femorale Defekte**
> - Grad F1: beschreibt einen knöchernen Defekt, bei dem der kortikale Rand vorhanden und auch die Spongiosa tragfähig und belastbar ist
> - Grad F2: zeichnet sich durch einen Knochenverlust im metaphysären Anteil aus, die Prothese ist nach proximal gewandert und der metaphysäre Knochen ist allein nicht mehr tragfähig
>   - Grad F2a: beschreibt eine Situation, in der entweder der laterale oder der mediale Kondylus betroffen ist
>   - Grad F2b: beschreibt eine Schädigung an beiden Kondylen
> - Grad F3: Hier kommt zu der defizitären knöchernen kortikalen und metaphysären Defektsituation noch eine Bandinstabilität durch Insuffizienz oder Fehlen der femoralen Bandansätze hinzu
>
> **Tibiale Defekte**
> - Grad T1: beschreibt eine Situation, bei der sowohl die Kortikalis als auch der metaphysäre Knochen weitgehend intakt sind
> - Grad T2: zeichnet sich durch eine fehlende kortikale Abstützung und einen defizitären metaphysären Knochen aus
>   - Grad T2a: kennzeichnet ein Defizit auf der medialen oder lateralen Seite des Tibiaplateaus
>   - Grad T2b: schließt die gesamte proximale Tibia mit ein
> - Grad T3: entspricht einem fortgeschrittenen kortikalen und metaphysären Knochenverlust, der auch mit einer knöchernen Insuffizienz der Bandansätze einhergeht

In ◘ Abb. 1.8 werden die nach Engh klassifizierten Knochendefekte femoral und tibial bildlich dargestellt.

1.6 · Tibiapräparation, Femurpräparation und Komponentenausrichtung

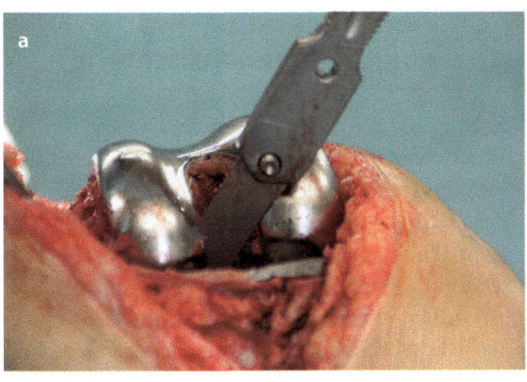
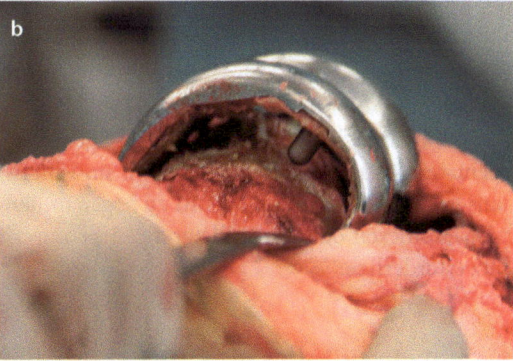

Abb. 1.6 a, b Implantatentfernung Femur

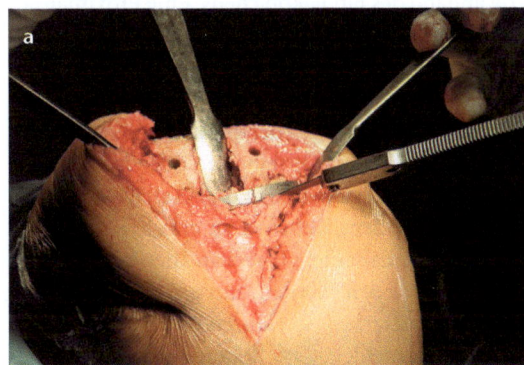
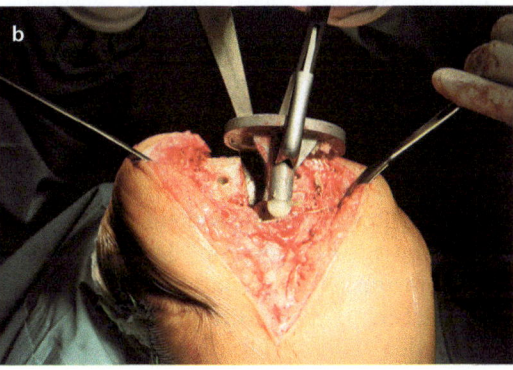

Abb. 1.7 a, b Implantatentfernung Tibia

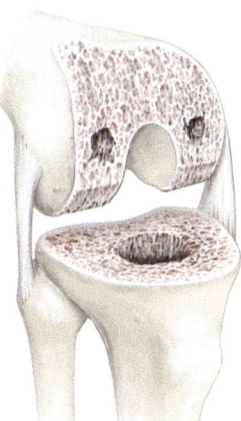
Typ 1
T1 Tibia/F1 Femur

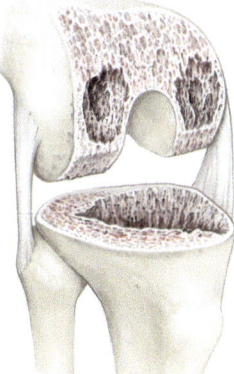
Typ 2
T2 Tibia/F2 Femur

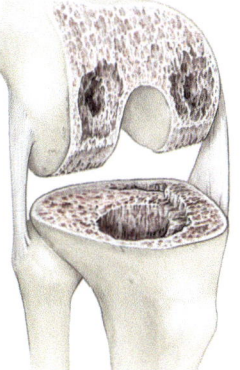

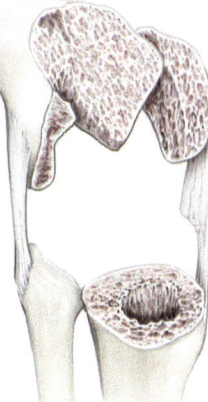
Typ 3
T3 Tibia/F3 Femur

Abb. 1.8 Klassifikation zur Einteilung der Knochendefekte nach Engh (mod. nach: Rixen et al. 2016)

Alle modularen Implantate bieten die Möglichkeit zum Anbau metallischer Augmente unterschiedlicher Form und Größe. Bei noch ausgedehnteren Knochendefekten (Typ III Defekt), die zusätzlich oft mit höhergradigen ligamentären Insuffizienten einhergehen, sind meistens gekoppelte Prothese bis hin zu sogenannten Megaprothesen oder ein vollständigen Femurersatz erforderlich.

1.6.2 Gelenklinien und Offsetrekonstruktion

Das posteriore femorale Offset ist der Abstand zwischen einer Tangente am dorsalen Femurschaft und der maximalen dorsalen Ausladung der Kondylen in der Seitenansicht. Das tibiale Offset entspricht dem sogenannten tibialen Slope. Die Höhe der Gelenklinie wird in Streckung durch das distale Femurende definiert, in Beugung durch den höchsten Punkt der dorsalen Kondylen (Abb. 1.9).

Bei der Revisionsendoprothetik des Kniegelenkes muss eine Elevation der Gelenklinie durch Proximalisierung und/oder eine zu klein gewählte Femurkomponente unbedingt vermieden werden. Eine Anhebung der Gelenklinie größer 5 mm führt zu signifikant schlechteren funktionellen Ergebnissen. Zur intraoperativen Bestimmung der Lage der Gelenklinie existieren unterschiedliche knöcherne Orientierungspunkte (z. B. 30 mm distal der medialen Epicondyle, 15 bis 20 mm proximal des Fibulaköpfchens).

1.6.3 Tibiapräparation und Komponentenausrichtung

Nach Entfernung der alten Implantate und des Zements von den Knochenflächen und aus dem tibialen Markraum, erfolgt die intra- oder extramedulläre Ausrichtung des tibialen Schnittblockes. Hiernach wird eine minimale knöcherne Nachresektion durchgeführt, um eine gute Auflagefläche für die neue Tibiakomponente zu erhalten. Abhängig von vorbestehenden Knochendefekten sind eventuell medial bzw. lateral unterschiedliche Resektionshöhen erforderlich. Bestehende Knochendefekte werden nachfolgend durch Zement oder metallische Augmente adressiert. Die Höhenausrichtung der Tibiakomponente erfolgt intraoperativ anhand des Fibulaköpfchens. Eine Proximalisierung der Gelenklinie muss auf jeden Fall vermieden werden. Meistens sind keine oder nur vergleichsweise flache Augmente tibialseitig erforderlich. Zur optimalen Zentrierung der intramedullären Schäfte können bei Bedarf Offsetbolzen oder -schäfte verwendet werden, um eine mittige Auflage des Tibiaplateaus auf dem Knochen zu erzielen. Insbesondere ein medialseitiger Überstand des Tibiaplateaus muss vermieden werden, um spätere Reizungen der Kapsel-Narben-Strukturen und des Pes anserinus zu vermeiden. Die Rotationsausrichtung der Tibiakomponente erfolgt auf die Tuberositas tibiae. Der tibiale Markraum muss für die spätere Aufnahme der Schäfte adäquat präpariert werden. Sollen zementfreie Schäfte Verwendung finden, muss der Markraum soweit aufgebohrt werden, bis die Probeschäfte eine ausreichende kortikale Abstützung erfahren. Bei Verwendung zementierter Schäfte muss der tibiale Markraum bei den meisten Implantatsystemen mindestens 2 mm weiter eröffnet werden, um einen ausreichenden Zementmantel zu gewährleisten (Abb. 1.10).

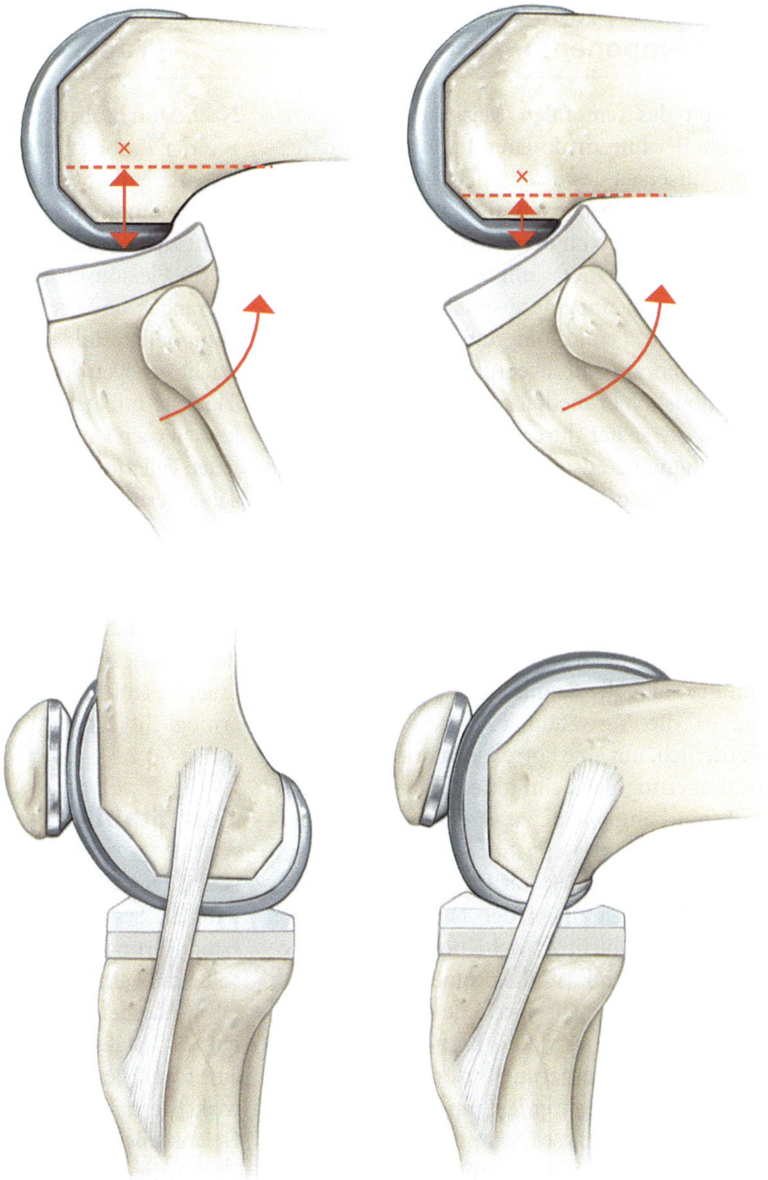

1.6 · Tibiapräparation, Femurpräparation und Komponentenausrichtung

◘ **Abb. 1.9** Offset- und Gelenklinienrekonstruktion (mod. nach: Rixen et al. 2016)

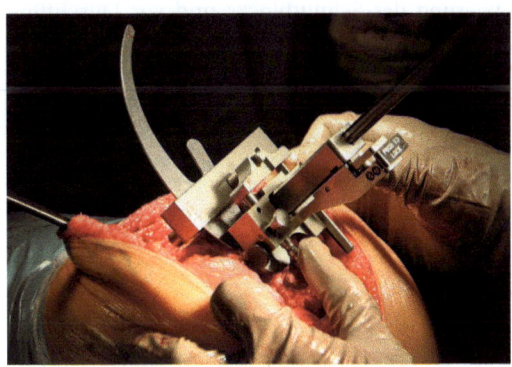

◘ **Abb. 1.10** Intramedulläre femorale Ausrichtung des distalen Schnittblocks

1.6.4 Femurpräparation und Komponentenausrichtung

Eröffnen des femoralen Markraums und Einbringen der intramedullären femoralen Ausrichtung. Aufsetzen des distalen Femurschnittblocks mit 5 bis 7° Achsaufrichtung zur anatomischen Achse, abhängig von der präoperativen Planung. Durchführen einer minimalen knöchernen Nachresektion, um eine ausreichende Auflagefläche für die Femurkomponente zu erreichen. Auch femoral sind eventuell unterschiedliche Resektionshöhen medial und lateralseitig erforderlich, die später durch entsprechende metallische Augmente ausgeglichen werden. Es erfolgt die orientierende Größenabschätzung der Femurkomponente. Im Zweifelsfalle sollte immer mit dem Schnittblock für die größere Komponente begonnen werden.

Aufsetzen des Schnittblocks für den anterioren und posterioren Sägeschnitt sowie die Schrägschnitte. Sollte der Schnittblock anterior überstehen, ist die Verwendung eines Offsetadapters erforderlich, um eine korrekte anterior-posteriore Positionierung des Schnittblocks und der späteren Femurkomponente zu erzielen. Bei knöchernen Defekten im Bereich des distalen Femurs muss der Schnittblock mit Probeaugmenten unterlegt werden, um bei der Durchführung der Schrägschnitte nicht zu viel Knochen zu resezieren. Entscheidend ist die Rotationsausrichtung des Schnittblocks. Diese erfolgt anhand der zur Verfügung stehenden knöchernen Landmarks, meistens in Orientierung an die Epicondylenachse. Vermieden werden muss auf jeden Fall eine Fehlrotation dieses Schnittblocks, insbesondere eine Innenrotation, die postoperativ zu Patellasubluxations- oder -luxationsphänomenen führen kann und mit einem deutlich schlechter funktionellen Ergebnis vergesellschaftet ist. Nach Fixierung des Schnittblocks und vor Durchführung der entsprechenden Sägeschnitte sollte die Rotationsposition des Schnittblocks zusätzlich in 90° Knieflexion bandspannungsadaptiert mit entsprechenden Distanzblöcken verifiziert werden (◘ Abb. 1.11).

1.6.5 Stabilisierung der Probekomponenten in Flexion

Nach Durchführung der Sägeschnitte und Aufsetzen der Probekomponenten, erfolgt zunächst eine orientierende Stabilisierung in Flexion. Führt die Verwendung eines gering- bis mittelhohen Inlays nicht zu einer adäquaten Stabilisierung in Flexion, ist die Flexionslücke zu groß. In diesem Fall muss vorrangig die Verwendung einer größeren Femurkomponente inklusive dorsaler Augmente in Betracht gezogen werden. Die Proximalisierung der Tibia ist nur bei tatsächlich bestehenden tibialen knöchernen Defekten eine probate Alternative. Auf jeden Fall muss eine zu starke Proximalisierung der Tibia vermieden werden, weil diese zwangsläufig zu einer relevanten Anhebung der Gelenklinie führt. Durch die Verwendung einer größeren Femurkomponente, inklusiver dorsaler Augmente, erfolgt gleichzeitig eine adäquate Rekonstruktion des posterioren femoralen Offsets und der Gelenklinie, die eine Stabilisierung der Prothese in Flexion ermöglicht (◘ Abb. 1.12).

1.6.6 Stabilisierung in Extension

Nach der Balancierung der Prothese in Flexion wird die Stabilität in Extension überprüft. Ist die Bandführung der Prothese in Streckung zu lax, sollte die Femurkomponente durch Unterlage distaler Augmente schrittweise distalisiert werden. Durch Distalisierung der Femurkomponente wird eine Stabilisierung in Extension erzielt, gleichzeitig wirkt sie sich positiv auf die Rekonstruktion der Gelenklinie und auf den relativen Patellastand aus. Durch die Distalisierung der Femurkomponente wird eine Patella bacha und ein späteres Anschlagen der Patella am Inlay vermieden. Die adäquate Rekonstruktion des posterioren femoralen Offsets und der Gelenklinie in Extension und Flexion ist essenzieller Bestandteil einer jeden Revisionsoperation. Hierdurch werden postoperative Instabilitäten, hervorgerufen durch eine Asymmetrie der Extensions- und Flexionslücke, verhindern und gleichzeitig peripatellare Beschwerden durch einen relativen Patellatiefstand vermieden (◘ Abb. 1.13).

1.6 · Tibiapräparation, Femurpräparation und Komponentenausrichtung

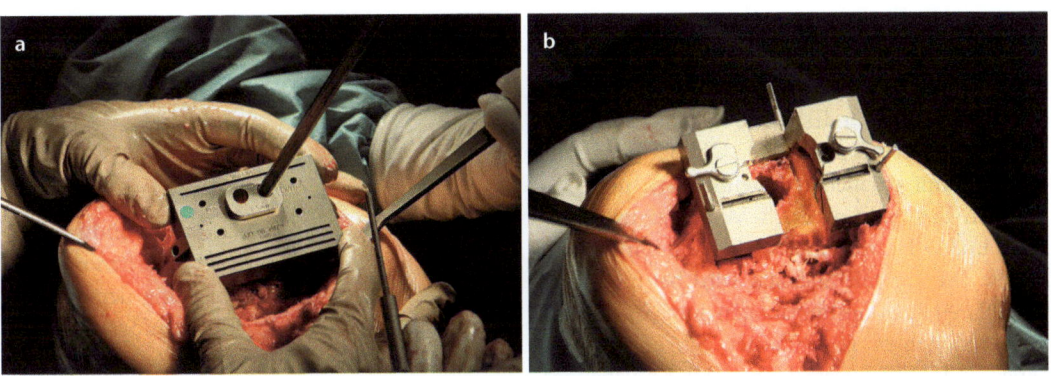

Abb. 1.11 a, b Rotationsausrichtung des femoralen Schnittblocks mit Komponentenausrichtung

Abb. 1.12 Stabilisierung in Flexion durch Offset- und Gelenklinien-Rekonstruktion und femoral-dorsale Augmente bei Bedarf (mod. nach: Rixen et al. 2016)

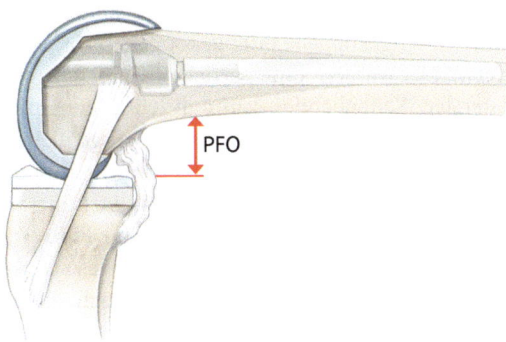

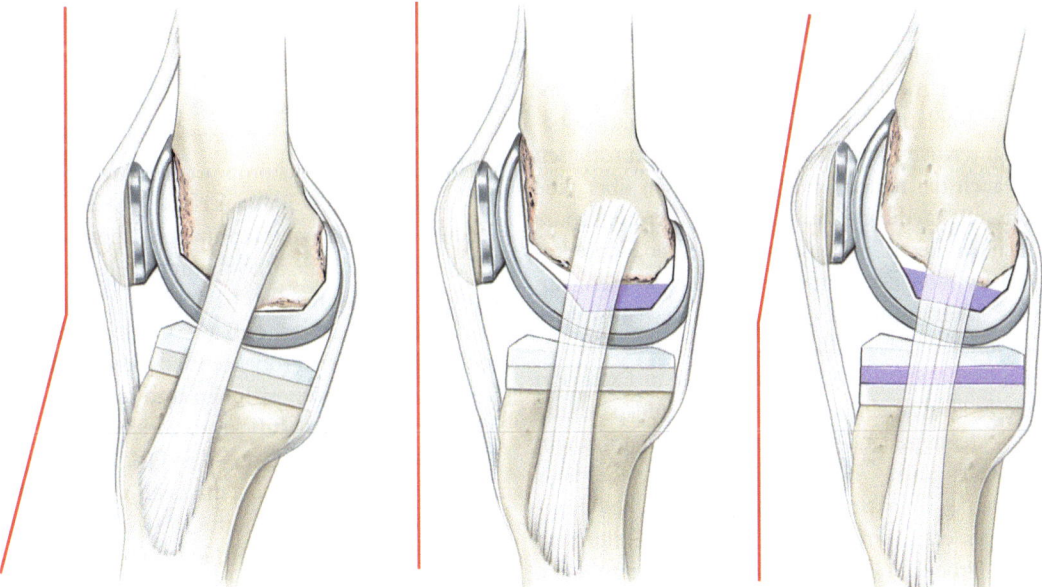

Abb. 1.13 Stabilisierung in Extension durch Distalisierung der Femurkomponente und femoral-distale Augmente bei Bedarf (mod. nach: Rixen et al. 2016)

Beim sogenannten Probelauf der Prothese, muss eine korrekt positionierte und balancierte Prothese eine freie Extension ebenso erlauben, wie eine Flexion von mindestens 90° ohne Abheben der Probekomponenten. Bei einer Oberflächenersatzprothese mit erhaltenen Seitenbändern muss sowohl in Extension als auch Mid-Flexionsstellung (45°) und in Flexion eine stabile Bandführung vorliegen. Die sagittale Stabilität wird bei modernen modularen Revisionsimplantaten durch die Prothesenkomponenten gewährleistet. Sie ermöglichen einen suffizienten Ersatz des hinteren Kreuzbandes.

1.6.7 Koppelungsgrad der Prothese

Bei höhergradigen ligamentären Insuffizienzen müssen teilgekoppelte oder gekoppelte Prothesen verwendet werden. Eine partielle Insuffizienz des lateralen Seitenbandes kann durch sogenannte constrained condylar-Prothesen ausgeglichen werden. Sie verfügen über eine tiefere femorale Aussparung (sog. Kasten) sowie einen höheren und breiteren Inlayzapfen mit strafferer Führung in der femoralen Aussparung. Durch diese constrained condylar-Prothesen kann jedoch allenfalls eine partielle laterale Seitenbandinsuffizienz adressiert werden. Sie sind nicht geeignet, eine mediale Instabilität auszugleichen.

Gekoppelte Prothesen sind ein fester Bestandteil der Revisionsendoprothetik. Bei höhergradigen lateralen Seitenbandinsuffizienzen und insbesondere einer medialen Bandinsuffizienz sind gekoppelte Implantate erforderlich. Konstruktionsbedingt verfügen sowohl die Drehscharnierprothesen als auch die reinen Scharnierprothesen über eine sehr gute medio-laterale Stabilität. Allerdings muss auch bei diesen Implantaten auf eine adäquate Rekonstruktion der Beinachse geachtet werden, um eine Überlastung des Kopplungsmechanismuses bis hin zum Materialbruch zu vermeiden. Zusätzlich benötigen auch diese Implantate in Extension wie in Flexion eine ausreichende Grundspannung des knieumgreifenden Weichteilmantels, mit einem allenfalls gering- bis mäßiggradigen Teleskoping, um eine Überlastung oder Luxation des Kopplungsmechanismuses zu vermeiden. Sollte sich beim Probelauf ein zu starkes Teleskoping zeigen, muss femoral und/oder tibial über höhere Augmente nachgedacht werden bzw. es ist ein höheres Inlay erforderlich (◘ Abb. 1.14).

1.7 Intramedulläre Verankerungen der Revisionsprothese: Zementierte vs. zementfreie Schäfte

In der Revisionsendoprothetik besteht häufig eine reduzierte Knochenqualität und Bandstabilität. Aus diesem Grunde ist meistens eine femorale und tibiale intramedulläre Verankerung der Prothese erforderlich. Alle modernen Revisionsimplantatsysteme bieten hierfür zementierte und zementfreie Schäfte an. Bei zementfreien Schäften muss ein guter kortikaler Knochenkontakt gewährleistet sein. In diesem Fall werden lediglich die eigentlichen Prothesenkomponenten, nicht aber die Schäfte zementiert. Bei zementierten Schäfte wird ein ausreichend starker Zementmantel benötigt.

Als Vorteil der zementfreien Verankerungstechnik wird eine bessere Achsausrichtung der Prothese angesehen, bedingt durch die längeren Schäfte und eine bessere intramedulläre Prothesenausrichtung. Im Gegensatz hierzu, ermöglichen die meistens kürzeren und dünneren zementierten Schäfte dem Operateur eine größere Variabilität in der Komponentenpositionierung, um z. B. ein seitliches Überstehen zu verhindern. Dies kann bei zementfreien Schäften nur durch die Wahl einer anderen Komponentengröße oder durch Verwendung von Offsetschäften erzielt werden.

1.7.1 Zementieren der Originalprothese

Nachdem die Probekomponenten einen guten Sitz und eine gute Balancierung gezeigt haben, werden die Originalkomponenten montiert. Es hat sich bewährt, die Probekomponenten als Vorlage für die Montage der Originalprothese zu nutzen und die fertig montierte Originalprothese nochmals mit den Probekomponenten abzugleichen, um Augmentpositionen und -stärke sowie Schaftlänge und Schaftdicke zu vergleichen.

Vor dem Zementieren der Originalkomponenten werden die Knochenflächen sowie der femorale und tibiale Markraum mit einer Jetlavage gereinigt. Nachfolgend werden bei vollzementierten Prothesen femoral und tibial Markraumstopper bis zur vorgesehenen Tiefe eingebracht. Der Zement wird in Vakuumtechnik angerührt. Die

Abb. 1.14 Bandinsuffizienzen, Knochendefizite und Kopplungsgrade

Knochenqualität ↓	stabil	Hinteres kreuzband	Laterales Seitenband	Medales Seitenband Alle Bänder
gut	hinteres Kreuzband erhaltend oder ersetzend	hinteres Kreuzband ersetzend	geführt nicht-gekoppelt	gekoppelt
mittel	-	hinteres Kreuzband ersetzend, ggf. modular	geführt nicht-gekoppelt	gekoppelt
schlecht	-	-	-	gekoppelt

Bandinsuffizienz →

Originalkomponenten werden einzeitig oder zweizeitig aufzementiert. Das Aushärten des Zements erfolgt in Streckstellung des Kniegelenkes.

1.8 Wundverschluss

Nach abschließender Blutstillung und Jetlavage, werden ein scharfer Haken am medialen Streckapparat und ein Langenbeck-Haken im Verlauf der Quadricepssehne eingesetzt. Ggf. wird eine tiefe und/oder eine subkutane Redon-Drainage eingelegt. Zunächst schrittweiser, wasserdichter Verschluss des medialen Streckapparates mit Einzelknopfnähten. Hier ist insbesondere im distalen Anteil auf einen suffizienten Verschluss des Streckapparates zu achten, um spätere Wundheilungsstörungen zu verhindern. Nachfolgend Naht der Quadricepssehne, ggf. Naht oder adaptierende Naht eines zuvor angelegten lateralen Releases. Bei Anlage einer Tuberositasosteotomie zur Mobilisation und Darstellung des Kniegelenkes, Refixierung der Tuberositas mit zwei Schrauben mit Unterlegscheiben ggf. in diesem Zusammenhang Proximalisierung der Tuberositas tibiae zur Proximalisierung der Patella und Therapie bzw. Vermeidung einer Patella bacha. Nachfolgend Subkutannaht und Hautverschluss mit steriler Wickelung.

Postoperativ ist in jedem Fall beim wachen Patienten die periphere Durchblutung, Motorik und Sensibilität zu überprüfen. Die Drainagen werden am zweiten postoperativen Tag gezogen.

1.9 Nachbehandlung

Thromboseprophylaxe mit niedermolekularem Heparin soweit keine höhergradige Antikoagulation erforderlich ist. Vollbelastung an zwei Unterarmgehstützen. Maximale Flexion in der ersten Woche 70°, danach zügig auf 90° steigernd. Anwendung der Motorschiene, intermittierende Eisauflage und Hochlagern, Entfernung der Hautfäden 14 Tage postoperativ.

1.10 Video

Das Video kann aus dem E-Book direkt über den Link „Revisionsendoprothetik des Kniegelenkes" und in der gedruckten Ausgabe über einen Scan von Abb. 1.15 mit der SN MoreMedia App aufgerufen werden. Eine Benutzeranleitung für die App finden Sie nach dem Inhaltsverzeichnis dieses Buches.

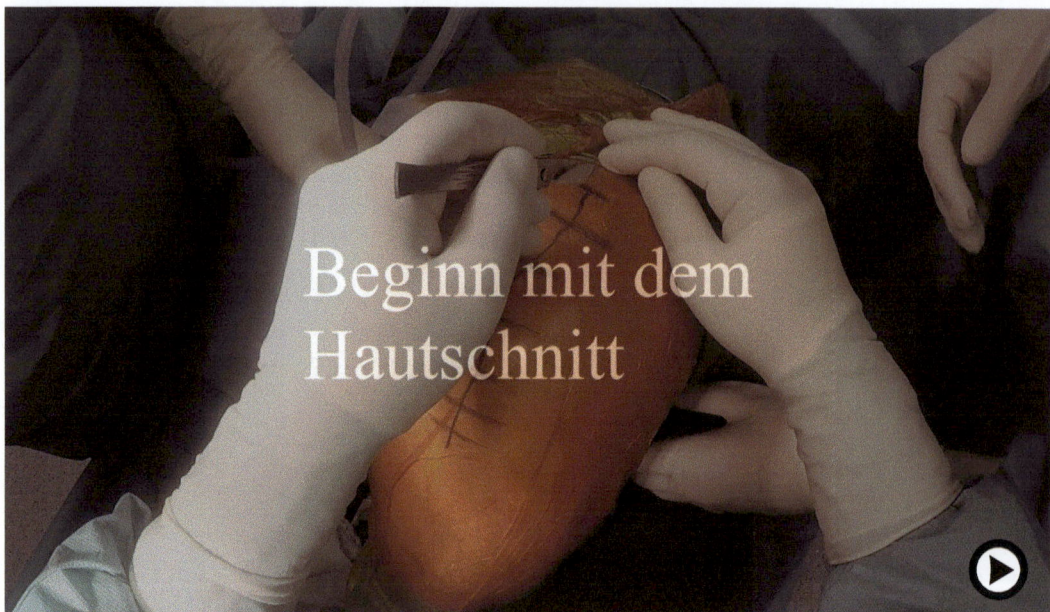

Abb. 1.15 Video Revisionsendoprothetik des Kniegelenkes

Literatur

Lüring C, Tingart M (2015) Operative Zugangswege in Orthopädie und Unfallchirurgie. Springer, Berlin/Heidelberg/New York

Rixen D, Schoepp C, Tingart M (2016) Kniechirurgie. Elsevier, München

MIX
Papier aus verantwortungsvollen Quellen
Paper from responsible sources
FSC® C105338

If you have any concerns about our products,
you can contact us on
ProductSafety@springernature.com

In case Publisher is established outside the EU,
the EU authorized representative is:
**Springer Nature Customer Service Center GmbH
Europaplatz 3, 69115 Heidelberg, Germany**

Printed by Libri Plureos GmbH
in Hamburg, Germany